CONSIDÉRATIONS PRATIQUES

SUR LE TAXIS,

LA KÉLOTOMIE

ET LA CURE RADICALE DES HERNIES;

Par **PAUL DE MIGNOT**, D.-M.-P.

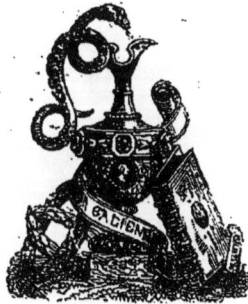

BORDEAUX,

Imprimerie de **BALARAC** jeune, rue des Trois-Conils, 18.

1843.

Te $\frac{91}{37}$

CONSIDÉRATIONS PRATIQUES

SUR LE TAXIS,

LA KÉLOTOMIE

ET LA CURE RADICALE DES HERNIES;

Par **PAUL DE MIGNOT**, D.-M.-P.

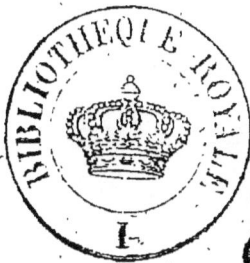

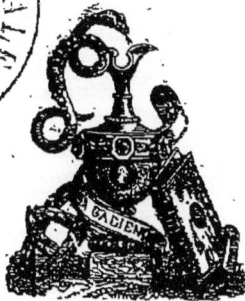

BORDEAUX,

Imprimerie de **BALARAC** jeune, rue des **Trois-Conils**, 18.

1843.

CONSIDÉRATIONS PRATIQUES SUR LE TAXIS,

LA KÉLOTOMIE ET LA CURE RADICALE DES HERNIES.

I. Il est dangereux de trop compter sur le taxis. — Dupuytren le considérait comme un moyen funeste. — Opinion contraire de M. Amussat. — Taxis forcé. — Il préserve quelquefois le malade de l'opération, mais il faut l'employer à propos. — M. Chaumet cherche à résoudre l'importante question de l'opportunité. — L'auteur de ce mémoire examine dans quel cas le taxis est applicable. — Il ne faut pas prolonger les manœuvres. — Quelques faits contradictoires ne peuvent servir de règle. — Exemple remarquable d'un étranglement qui semblait se réduire par les seules forces de la nature. — Différences entre l'engouement et l'étranglement. — Il est quelquefois impossible de distinguer ces deux états l'un de l'autre. — Utilité bien évidente du taxis dans le premier cas; elle peut être révoquée en doute dans le second. — Auxiliaires du taxis. — Les lavemens de tabac sont funestes dans nos contrées. — Efficacité de l'éther en lotions. — Effets avantageux d'un lavement anti-spasmodique. — L'auteur de ce travail propose des moyens qui paraissent plus actifs que les lotions éthérées seules. — Cas dans lesquels il est toujours imprudent de différer l'opération.

II. Kélotomie pratiquée avec succès par M. Auguste Bermond; — par M. Chaumet. — Dangers qui accompagnent la temporisation. — Paroles de Moulinié à ce sujet. — Le débridement est la partie la plus délicate de l'opération. — Dans le débridement de la hernie crurale, Moulinié préférait le scalpel concave de Richter au bistouri d'Astley-Cooper. — Motifs de cette préférence. — On cherche constamment à perfectionner les moyens d'exécution et à rendre le débridement plus facile. — Sonde tranchante et kélotome de M. Edward Péraire, de Bordeaux. — De tous les accidens qui accompagnent l'opération de la hernie la péritonite est le plus commun et le plus généralement funeste. — Elle est plutôt le résultat de la temporisation que de l'opération elle-même. — Précautions à prendre pour l'éviter après l'opération. — Utilité des minoratifs et des frictions mercurielles, lorsqu'elle est déclarée.

III. Les praticiens reconnaissent la nécessité de ne recourir aux opérations sanglantes que dans les cas urgens. — Il est presque impossible d'éviter la kélotomie, lorsque l'étranglement s'est manifesté. — On ne cherche généralement pas à se préserver des hernies. — Moyens que propose l'auteur de ce travail pour s'en garantir ou du moins pour les rendre moins fréquentes. — Comment on peut se soustraire aux conséquences fatales de l'étranglement. — Le brayer n'est qu'un moyen palliatif, il est quelquefois nuisible. — Il est essentiel de recommencer des expériences sur la cure radicale. — Efficacité de la méthode mixte. — Le repos au lit et la position horizontale constituent la base de cette précieuse médication. — Raisons pour lesquelles elles paraît impraticable. — Ces raisons ne sont pas solides. — Pour que les expériences soient concluantes, il faut les entreprendre sur une vaste échelle et dans les hôpitaux. — Cure radicale à l'aide de l'instrument tranchant. — Procédé de M. Jameson; — de M. Belmas. — Conseil donné par Garengeot.

I.

L'opération de la hernie est si grave, elle est environnée de tant d'écueils, elle inspire tant de sollicitude au chirurgien, tant de crainte au malade, elle occupe enfin une place si importante dans l'histoire de l'art, qu'on devrait en enregistrer tous les cas indistinctement et rechercher avec intelligence à quoi tiennent les succès, à quoi tiennent les revers.

Un malade se présente atteint de hernie étranglée ; des manœuvres ont été faites dans le but d'opérer la réduction, les anti-phlogistiques ont été employés à haute dose, des applications locales hyposthénisantes ont été pratiquées, on a vainement attendu la résolution de la tumeur ; mais on a perdu un temps précieux : l'anneau s'est resserré, l'anse intestinale s'est de plus en plus tuméfiée, l'inflammation a déjà pris un caractère alarmant, ou bien l'arrêt de la circulation a produit un commencement de sphacèle, le pouls est petit, concentré, le malade est affaibli et la réaction n'est plus possible. On opère, et une issue funeste vient terminer cette longue série de douleurs!

La kélotomie ne serait pas aussi fréquemment suivie d'insuccès si l'on ne se reposait pas sur le taxis, moyen souvent trompeur et quelquefois nuisible ; si l'on débridait sur des tissus encore sains et non point altérés par les progrès de la phlogose et quelquefois de la gangrène, si l'on était habitué à compter un peu plus sur une opération dont une temporisation fatale vient presque toujours compromettre les chances favorables.

Tout le monde connaît l'aversion qu'avait Dupuytren pour le taxis, aversion partagée par son illustre élève, Moulinié. La pratique de ces deux grands chirurgiens était surtout heureuse dans l'opération de la hernie, mais aussi avaient-ils pour principe de ne pas prolonger le taxis et de se décider promptement. Cependant un praticien du plus grand mérite, M. Amussat, a pensé que le taxis ne serait pas aussi souvent infructueux s'il n'était pas exercé d'une manière aussi timide ; il a avancé que la constriction seule de l'intestin suffisait pour déterminer des accidens d'hypérémie ou de gangrène, que la contusion était impossible si la réduction était pratiquée avec méthode et surtout dans le sens des ouvertures qui avaient donné passage à l'intestin. Partant de ces données, d'ailleurs très-rationnelles, il a posé en principe que, dans toute hernie étranglée, on devait non seulement prolonger le taxis, mais encore exercer sur l'intestin une pression assez considérable pour obtenir une réduction forcée.

Quoique ce procédé présente quelque chose de spécieux et d'entraînant, quoique déjà un grand nombre de faits aient déposé en sa faveur, la plupart des chirurgiens attendent, pour le mettre en pratique, que l'expérience en ait suffisamment démontré l'utilité.

Quoi qu'il en soit, dans une maladie qui compromet si sérieusement la vie du sujet, dans un cas morbide où l'application de l'instrument tranchant est suivie de tant de difficultés, de tant revers, n'y a-t-il pas du mérite à proposer un moyen qui puisse quelquefois remplacer avec avantage l'opération ? Oui , sans doute, et cette fois encore M. Amussat a rendu service à la science.

Aussi ne doit-on pas absolument repousser le taxis. Bien plus, il n'est peut-être pas un cas où il ne soit rationnel de l'employer. Mais ce procédé a des limites, et l'on n'a pas cherché généralement à les tracer avec exactitude ; tandis que d'une part on le proscrit avec trop de rigueur , de l'autre on le préconise avec trop d'exagération. Ce qui divise la plupart des praticiens, ce n'est pas l'emploi du moyen , c'est la question d'opportunité.

Il faut avouer que cette question est très-difficile à résoudre , et qu'il est peut-être impossible d'établir au juste à quelle époque il faut cesser toute manœuvre de réduction pour recourir au bistouri ; mille circonstances fortuites , relatives au sujet ou à l'espèce de hernie , doivent régler la conduite du praticien et ne permettent pas d'établir de règle.

Plusieurs faits intéressans ont démontré à M. Amussat que le taxis forcé est applicable à toutes les périodes de l'étranglement , et qu'on ne doit même pas désespérer de réduire après plusieurs jours de temporisation.

M. Chaumet, ex-chirurgien en chef et professeur de clinique externe à l'hôpital Saint-André de Bordeaux, pense qu'il existe deux momens opportuns pour faire avec succès l'opération du taxis : « 1° *à l'instant même de l'apparition* » *de la hernie ; 2° vingt-quatre ou trente-six heures après* » *l'accident , lorsque l'éréthisme et l'irritation des parties ont* » *été dissipés par l'emploi des moyens locaux et généraux ,* » *econnus utiles en pareil cas.* » Cette assertion, basée su une grande expérience et un incontestable talent, est ici d'une grande valeur.

Toutefois on conçoit combien il est essentiel de ne pas attendre la seconde période chez un malade à qui le taxis ne saurait être favorable. Malheureusement il est facile de se tromper, et il n'est pas possible d'avoir des données positives pour se prémunir contre l'erreur. La question ne serait complètement résolue que tout autant qu'on détermi-nerait dans quels cas on peut attendre vingt-quatre ou trente-six heures sans inconvénient.

Pour moi, s'il m'est permis d'exprimer une opinion dans une question aussi difficile, je pense qu'on doit recou-rir au taxis forcé et insister sur ce moyen :

1° Lorsque l'étranglement est récent et que la tumeur n'est que peu douloureuse et enflammée ;

2° Lorsque la hernie est formée, selon toutes les proba-bilités, par une anse de l'épiploon et qu'elle n'est pas très-volumineuse ;

3° Lorsque les accidens marchent avec lenteur et que la douleur n'est pas très-vive, que les vomissemens ne sont pas opiniâtres ;

4° Lorsque le sujet est pusillanime ou très-nerveux, et redoute l'action de l'instrument tranchant.

On ne doit pas insister sur ce moyen :

1° Lorsque des tentatives dirigées avec intelligence, et plusieurs fois renouvelées, n'ont amené, pendant les vingt-quatre premières heures, aucun résultat favorable ;

2° Lorsque la hernie est très-ancienne et a contracté des adhérences ;

3° Lorsque la tumeur est très-douloureuse et enflammée ;

4° Lorsque le collet du sac forme un bourrelet dur et résistant, ou qu'il est cartilagineux, ce qui constitue alors un étranglement invincible ;

5° Lorsque les accidens marchent avec promptitude, que le malade s'affaiblit et s'affaisse, et que l'hypérémie de l'intestin a déterminé des symptômes graves, tels que bal-lonnement, douleurs vives, préludes de péritonite, etc.

Quoique la durée des manœuvres de réduction soit su-bordonnée à l'intensité des accidens, il n'est prudent, dans

aucun cas, de les prolonger au-delà de trente-six heures.
En effet, il est à craindre qu'après ce laps de temps il ne
se forme des adhérences, ou que le travail inflammatoire
n'ait diminué la force de réaction de l'intestin. Il est même
des circonstances dans lesquelles le taxis modéré, et à
plus forte raison le taxis forcé, ne doivent pas être
continués plus de quelques heures. Je sais qu'on peut
citer des faits qui viennent infirmer mon opinion; mais
ces faits ne sont qu'exceptionnels. Il est beaucoup plus
commun de voir l'opération échouer ou les malades mourir après une expectation inutile ou des manœuvres infructueuses. La frayeur qu'occasionne l'appareil de l'opération,
une vive surprise, une émotion profonde de l'âme ont pu
quelquefois amener un relâchement des tissus, une résolution de l'étranglement et de la tumeur; mais cette heureuse circonstance n'est due qu'au hasard et ne saurait autoriser une coupable inaction du chirurgien. Il peut même
arriver que, sans que le malade éprouve la moindre émotion, la hernie rentre tout-à-coup, après avoir produit
pendant plusieurs jours tous les symptômes de l'étranglement le plus intense, et je possède à ce sujet un fait qui
m'a paru si intéressant que j'ai cru devoir le mentionner.

La veuve Roche, âgée de cinquante-huit ans, est atteinte
d'une hernie crurale droite. Elle exerce une profession pé-
nible, et à la suite de violens efforts sa hernie s'étrangle et
ne peut plus être réduite. Le lendemain matin, à huit
heures, elle me fait appeler. Elle présente les phénomènes
suivans : coliques violentes, ventre météorisé, vomissemens
fréquens d'une bile verdâtre, soif vive, abattement, petitesse du pouls et sueur froide ; il n'y a point eu de selle
depuis l'avant-veille. Évidemment ici il n'y avait pas simple engouement, mais étranglement bien prononcé. La
tumeur est dure, résistante et sensible au toucher. Le taxis,
pratiqué pendant dix minutes, ne donne aucun résultat favorable, et la douleur ne permet pas de prolonger les manœuvres. Aussitôt je prescris tous les succédanés du taxis;
si je peux me servir de cette expression, et je reviens
l'après-midi. Les sangsues, les cataplasmes, les bains, la
belladone et la glace n'ont produit aucun effet; les symp-

tômes d'étranglement ont pris, au contraire, une plus vive intensité. Je renouvelle le taxis, mais sans aucun succès.

Le cas était fort grave et la malade s'affaiblissait ; il fallait se décider au plus tôt, ou toute chance favorable était perdue. L'opération fut proposée à la famille, qui la repoussa. Dans la nuit , il survint une détente ; les vomissemens cessèrent, et des selles liquides survinrent ; le lendemain je trouvai la tumeur ramollie, insensible, et à l'état d'engouement ; elle ne tarda pas à rentrer.

Ce n'est pas tout : six mois après, les mêmes phénomènes se reproduisirent et durèrent quarante-huit heures ; je commençais à m'alarmer et à songer à l'opération , quand tout revint à l'état normal.

Enfin, dans l'espace de deux ans, cette femme éprouva trois fois encore les mêmes accidens, et j'étais si habitué à les voir se produire chez elle, que je me bornais à la méthode expectante; j'attendais avec confiance que la nature opérât elle-même le débridement (1).

A quoi tenait cette réduction facile de l'étranglement ? Était-ce à une idiosyncrasie particulière de la malade ? Était-ce à la nature même de la hernie ? Cette dernière hypothèse est la plus probable. On a remarqué , en effet, que l'épiplocèle entraînait avec elle des symptômes d'étranglement moins graves , qu'elle se réduisait avec plus de lenteur, mais aussi avec plus de facilité , et , d'après l'état de mollesse et d'inégalité de la tumeur, lorsqu'elle était réduite, j'ai eu lieu de penser qu'elle était due à une anse épiploïque.

Ici s'élève une question importante : il s'agit de ne pas confondre l'engouement avec l'étranglement, ou du moins de tracer entre ces deux états une ligne de démarcation. Tous les deux se distinguent par l'irréductibilité de l'anse intestinale ; mais tandis que le premier n'entraîne aucun

---

(1) Je sais que plusieurs praticiens rapporteront ces phénomènes plutôt à l'engouement qu'à l'étranglement véritable ; mais la gravité des symptômes m'autorise à penser le contraire. D'ailleurs il faudrait, pour s'entendre , préciser avec exactitude les caractères de ces deux états qu'il est quelquefois si facile de confondre. On verra que plus loin j'essaie d'établir une ligne de démarcation.

symptôme d'inflammation locale , le second s'accompagne de tous les phénomènes de la phlogose la plus intense ; tandis que d'une part la tumeur est insensible, volumineuse, ordinairement bosselée, et semble se mouler sur les matières qui remplissent la portion d'intestin et ferment le passage , de l'autre l'intestin hernié est douloureux à la pression, ordinairement contracté ; la constriction qui s'opère du côté des ouvertures aponévrotiques est évidente ; la tumeur semble acquérir sous l'influence de la pression une plus forte résistance ; jamais elle ne s'affaisse, et l'action des doigts n'occasionne point sur elle un vide , une dépression. D'un autre côté, si la constipation est également commune à ces deux états, rarement dans le premier amène-t-elle le météorisme, puis les vomissemens sont moins intenses, souvent ils n'existent pas, ou si quelquefois ils se manifestent c'est pour cesser bientôt. L'engouement, disent les auteurs , s'observe surtout chez les vieillards ou chez les personnes atteintes de hernies anciennes ; mais cette règle souffre de nombreuses exceptions, et nous n'insisterons pas sur son importance. L'engouement marche avec lenteur , il cède le plus souvent aux purgatifs, et ne détermine jamais la péritonite ; à moins qu'il ne se termine par l'étranglement.

Malheureusement cette terminaison n'est pas rare , et alors apparaissent ces accidens terribles qui nécessitent l'opération, lorsque le taxis a été pratiqué sans succès.

Si le taxis est, dans la majorité des cas, insuffisant pour triompher de l'étranglement, on doit le regarder comme le moyen le plus efficace contre l'engouement, lorsque, toutefois, il ne s'agit pas d'une hernie irréductible ; mais, autant que possible, avant de le pratiquer, surtout d'une manière soutenue , il faut essayer de vider l'intestin ou du moins d'obtenir une selle. Cependant on peut quelquefois, à l'aide d'efforts méthodiques et bien combinés, repousser les matières et obtenir la réduction à l'instant même. J'ai vu M. Étienne Pujos , ancien chirurgien-chef-interne à l'Hôtel-Dieu de Bordeaux, triompher ainsi, d'une manière très-heureuse, d'un engouement très-intense, et qui eût, sans aucun doute , été suivi d'un étranglement invincible.

Quelle que soit la cause qui s'oppose à la rentrée de l'anse intestinale, on cherche constamment des moyens de réduction ailleurs que dans les chances douteuses d'une opération sanglante, et l'on a présenté une foule d'agens comme auxiliaires du taxis. Mon but n'est point d'en examiner la valeur thérapeutique ; mais il m'est impossible de ne pas présenter quelques réflexions sur certaines de ces substances en particulier. Dans ces derniers temps, les Allemands et les Anglais ont préconisé les lavemens de tabac. Quelle que soit l'importance que quelques médecins étrangers attachent à ce moyen, quels que soient les succès vraiment étonnans qu'ils lui attribuent, nous pensons que, dans nos contrées, il est radicalement mauvais, et qu'on doit, dans tous les cas, le bannir de la pratique. Un fait très-malheureux, dont j'ai été le témoin, alors que j'étais élève en médecine, m'autorise à porter ce jugement. Il est très-probable (car loin de nous l'idée de suspecter la bonne foi de nos voisins et notamment d'A. Cooper) que le narcotisme produit par le tabac a des effets bien différens sous les divers climats. Ainsi l'on conçoit qu'il soit exempt de tout danger en Angleterre et sous un ciel froid et humide, et qu'il soit mortel dans les contrées méridionales de la France. Cependant M. le docteur Boinet vient d'employer avec un grand succès les lavemens de tabac dans la colique de plomb et la colique nerveuse ; mais il est à remarquer que ce praticien n'élève la dose des feuilles de tabac qu'à deux grammes sur 150 grammes d'eau (*Encyclographie médicale*).

On a préconisé et avec raison les saignées générales et locales, l'extrait de belladone, les bains frais et la glace. Il n'est pas un praticien qui n'ait eu l'occasion de constater toute l'utilité de ces divers agens médicateurs. Tout récemment on a présenté comme un puissant auxiliaire du taxis la ventouse Junod, appliquée autour de l'ombilic, pendant qu'on repousse l'intestin hernié ; mais il faut attendre que l'expérience ait déposé en faveur de ce moyen.

Mais il est un agent thérapeutique, vanté dans ces derniers temps, et qui semble surpasser en efficacité tous ceux qu'on a proposés jusqu'ici. Nous voulons parler de l'éther. M. Véla est le premier qui l'ait employé, ou qui du moins ait fondé sur cet excitant diffusible une nouvelle méthode de traitement. (Voir le *Journal des Connaissances médico-chirurgicales*, mai 1842.) Cette méthode consiste à pratiquer des irrigations éthérées sur la tumeur. M. Darbon, membre correspondant de la Société royale de médecine de Bordeaux, cite deux observations fort intéressantes de hernies étranglées réduites par ce moyen. Il est à désirer que l'expérience vienne sanctionner, à son tour, toute l'utilité de ce nouveau mode de traitement.

Au mois de novembre 1836, et bien avant de connaître le procédé de M. Véla, j'avais obtenu la résolution d'une hernie crurale interne du côté droit, chez une femme de trente-six ans, par un lavement ainsi composé :

R. Décocté de valériane......... 500 grammes.
    Extrait aqueux d'opium..... 5 centigrammes.
    Éther sulfurique............. 2 grammes.
M. S. A. I. à prendre en une fois.

Ce lavement fut gardé par la malade pendant dix minutes, au bout desquelles elle rendit des gaz et une selle, et à partir de ce moment tous les accidens cessèrent. Est-ce une simple coïncidence, ou la réduction fut-elle l'effet de ce remède ? Je n'en sais rien, mais j'ai cru devoir rapporter ce fait. Cette femme était hystérique et très-nerveuse ; elle éprouvait des douleurs atroces et même de véritables convulsions, en sorte que j'administrai l'éther plutôt comme anti-spasmodique que comme doué de quelque spécificité ? Du reste, le cas n'était pas douteux et les symptômes étaient assez tranchés ; depuis deux jours des vomissemens bilieux, noirâtres et fétides, annonçaient que l'étranglement ne pouvait se prolonger sans un grand danger. La tumeur était dure, rouge et rénitente, très-sensible au toucher ; le ballonnement du ventre et la douleur qui se propageait avec intensité sur tous les points de l'abdomen présageaient une péritonite imminente. Ainsi, l'on ne saurait révoquer en doute la gravité de cet état, dont la valériane, l'opium et l'éther réunis ont semblé triompher.

M. le professeur Chaûmet, dans les réflexions dont il a couronné les deux observations précitées, a expliqué, à mon avis, d'une manière très-satisfaisante et très-heureuse, l'action locale de l'éther contre les tumeurs herniaires : « *Il est anti-spasmodique, dit-il, et peut comme tel produire une véritable sédation dans les organes musculaires ; il est volatil, et doit nécessairement agir comme absorbant du calorique, condensateur des gaz contenus dans les anses d'intestin hernié. Probablement aussi que son application continue est suivie d'une espèce de refoulement vers les organes profonds, qui diminue la vascularité et par suite le volume des viscères étranglés.* (Voir le *Journal de médecine pratique de la Société de médecine de Bordeaux*, août 1842.)

Mais ne pourrait-on pas obtenir ces divers effets par des moyens plus sûrs encore et plus actifs que l'éther? Ne pourrait-on pas les déterminer d'une manière plus générale et plus intense? Si l'action du froid et la crispation des tissus, qui en est la conséquence, sont les agens producteurs du succès, n'est-il pas facile de leur donner une activité plus grande? Oui, sans doute, et si nous invoquons à notre aide la physique et la chimie, nous trouverons la solution du problème dans ces deux puissans auxiliaires de la médecine. Ainsi, je pense qu'on pourrait employer avec succès et je propose les douches d'eau froide ou d'un mélange réfrigérant avec l'éther ou avec un acide et un sel approprié, versées d'un lieu élevé, non seulement sur la tumeur, mais encore sur toute la surface de l'abdomen, et pour ajouter à ce moyen toute l'influence de la surprise ou de la frayeur, on pourrait bander les yeux du malade avant de déployer l'appareil. Ce moyen n'empêcherait pas d'employer également les irrigations locales d'éther auxquelles M. Chaumet reconnaît la propriété de condenser les gaz contenus dans l'anse intestinale, et, quoi qu'il en soit, ces deux modes de médication se prêteraient un mutuel appui.

Le fait suivant, cité par Sanson, semble donner quelque valeur à ce genre de traitement. Une femme ayant jeté un seau d'eau froide sur son fils, qu'on allait opérer d'une hernie étranglée, l'intestin se réduisit à l'instant même et l'opération devint inutile.

Dans l'étranglement de la hernie, et à plus forte raison dans le simple engouement, on n'a peut-être pas tiré tout le parti possible des lavemens médicamenteux. On se borne généralement à pousser dans le rectum, à l'aide d'une seringue ou d'un clyso-pompe, un liquide qui pénètre à peine dans le côlon et qui ne fait qu'augmenter, sans aucun bénéfice, la distension de l'intestin ou qui a presque toujours l'inconvénient d'introduire de nouveaux gaz dans le tube intestinal. Ne serait-il pas beaucoup plus convenable de pousser le plus avant possible, dans le rectum un long cylindre de gomme élastique, et d'injecter ainsi une quantité assez considérable d'huile d'amandes douces ou de ricin? Si les lavemens administrés d'après la méthode ordinaire réussissent quelquefois, il est à présumer qu'administrés d'après cette méthode, ils seraient beaucoup plus efficaces.

Malgré tous les efforts que fait le praticien consciencieux pour soustraire son malade aux chances terribles de la kélotomie, malgré le taxis et tous ses auxiliaires, il arrive que les accidens marchent avec une effrayante rapidité; ils deviennent formidables et l'instrument tranchant offre seul une voie de salut. Quelque rapprochée que soit l'époque de l'étranglement, il est toujours dangereux d'insister sur la méthode expectante et de temporiser lorsque le malade commence à s'affaiblir, lorsque la tumeur devient douloureuse et s'enflamme, lorsqu'elle présente du côté de l'ouverture de transmission cette rénitence, cette dureté particulières qui semblent annoncer que l'anse intestinale fait corps avec l'anneau, que tous les tissus sont confondus, ce qui prouve alors qu'il y a de nombreuses adhérences, lorsque enfin une constriction invincible a succédé à une ancienne irréductibilité. Quelques praticiens même ont posé en principe qu'il était plus rationnel de se décider immédiatement sans attendre la réunion de toutes ces circonstances. Dupuytren ne voulait pas même qu'on exécutât le taxis. Cette aversion pour le taxis était sans doute bien injuste; elle a dû porter le grand chirurgien à pratiquer bien souvent la kélotomie, lorsqu'il eût pu l'éviter; mais aussi n'avait-il pas l'immense avantage d'opérer sur des tissus sains et exempts de l'hypérémie, quelquefois de la contusion que déterminent des efforts soutenus et infructueux ? Voilà une des raisons pour lesquelles Dupuytren réussissait presque toujours, car le temps d'élection, l'opportunité assurent le succès aussi bien que le talent, et, comme l'a démontré Moulinié, le bonheur en chirurgie ne tient pas à un vain hasard, à une inexplicable fatalité.

Les observations suivantes prouvent encore combien il st utile de se décider promptement et de ne pas se reposer sur une trompeuse expectation.

II.

Hernie inguinale externe congéniale, taxis infructueux; opération exécutée avec succès par M. Auguste Bermond.

Pierre Simon, perruquier, âgé de vingt-trois ans, portait depuis sa naissance une hernie inguinale qui n'avait jamais été contenue qu'à l'aide d'un suspensoir. Il éprouvait, surtout depuis quelque temps, de fréquentes coliques; mais ordinairement elles se calmaient avec assez de facilité, après quelques heures de repos ou à la suite des demi-bains et des lavemens émolliens. Au mois de novembre dernier, les douleurs abdominales redoublèrent et la tumeur devint sensible à la pression. Le malade me fit appeler. Je n'eus pas de peine à reconnaître une oschéocèle assez volumineuse, remplissant à peu près toute la cavité droite des bourses; la mollesse de la tumeur, sa direction oblique de dehors en dedans, sa forme pyramidale, l'augmentation de son volume à la moindre contraction des muscles de l'abdomen, le prolongement du pédicule jusqu'à l'anneau, et, d'un autre côté, les renseignemens fournis par le malade lui-même, donnaient à mon diagnostic tous les caractères d'une certitude complète. Le testicule n'était point apparent; c'est en vain que j'essayai de le découvrir au milieu de cet amas confus de parties molles, baignées d'ailleurs par une assez grande quantité de sérosité.

Après avoir convenablement placé le malade, j'essayai la réduction; elle me parut impossible; alors je demandai si quelquefois la tumeur disparaissait d'une manière complète et rentrait dans l'abdomen : on me répondit né-

gativement. La nuit elle diminuait de volume, mais elle ne
se réduisait jamais entièrement. Simon ajoutait même qu'il
n'avait jamais pu porter de bandage, parce que lorsque sa
hernie diminuait de volume, il lui restait (probablement
au niveau de l'anneau) une tumeur molle et sensible à la
pression.

D'après ces données, je n'insistai point sur le taxis;
malgré l'intensité des coliques, il n'y avait aucun symptôme
d'étranglement; on pouvait craindre tout au plus que l'engouement ne se manifestât, et, pour éviter tout accident de
ce genre, je prescrivis le repos, un bain, des cataplasmes et
deux onces d'huile de ricin. Le lendemain matin, le malade était revenu à son état habituel.

Mais le 24 décembre dernier, après des efforts de défé-
cation, P. Simon éprouve tout-à-coup des douleurs intenses qui partent de l'aine droite et se prolongent jusqu'à
l'ombilic; la tumeur, ordinairement molle, devient dure
et rénitente, elle est douloureuse à la pression et ne diminue plus de volume; des vomissemens surviennent, des
gaz qui remontent vers la partie supérieure du tube digestif et un hoquet incessant fatiguent beaucoup le malade.
Appelé sept à huit heures après les premiers symptômes,
j'essaie de vaincre l'étranglement à l'aide d'efforts mo-
dérés; je n'espérais pas obtenir une réduction complète.
Mes tentatives sont infructueuses. Une saignée générale,
pratiquée sur-le-champ, n'ajoute rien à l'efficacité du
taxis. Les sangsues, les frictions belladonées, l'application
locale de la glace et les bains tièdes prolongés forment la
base de la médication. Je recommande aux parens de ne
rien faire ingérer par l'estomac, pas même de tisane; on
combattra la soif avec des tranches d'orange.

Le lendemain matin, quoiqu'on ait largement insisté
sur ces moyens, l'état du malade me paraît plus grave encore. Le hoquet et les vomissemens ont redoublé; déjà les
matières rejetées ont pris une couleur noire et épaisse;
l'abdomen se tuméfie, et des douleurs violentes le sillon-
nent dans tous les sens; le pouls est petit et concentré, la
physionomie s'altère et les traits se crispent; enfin, le malade s'affaiblit. — Je prescris l'huile de ricin en lavemens

et en potion , vaine ressource contre des accidens aussi redoutables !

A trois heures, mes honorables confrères, MM. Auguste Bermond et Lacoste se réunissent à moi. Après avoir attentivement examiné le sujet , nous ne jugeons pas à propos de revenir sur le taxis. Je voulais qu'avant tout on fît des irrigations éthérées, d'après la méthode de Véla, et qui dernièrement ont si bien réussi à M. Darbon ; mais il parut convenable de ne pas différer un seul instant l'opération. « Messieurs, dit M. Auguste Bermond, il est un tact que donne l'habitude et qui apprend à connaître d'une manière à peu près positive si l'on doit compter ou non sur le taxis. Je ne vous dirai pas absolument pourquoi je pense que dans le cas qui nous occupe toute tentative de réduction serait inutile ; mais j'en ai la conviction intime, et j'opine pour que l'opération soit immédiatement pratiquée. »

Le malade ayant été convenablement placé, M. Bermond fit une incision linéaire qui s'étendait de l'anneau inguinal à la partie inférieure du scrotum ; dans ce premier temps aucun rameau artériel ne fut divisé et ne vint ainsi retarder la marche de l'opération. Successivement, M. A. Bermond incisa, avec beaucoup de précaution et d'adresse, à l'aide du bistouri guidé par la sonde cannelée, le tissu cellulaire et les diverses couches de tissu fibro-celluleux qui se trouvaient au-devant du sac (*dartos expansion du fascia superficialis , tunique du crémaster , celle du cordon , etc.*). Comme la hernie était ancienne, toutes ces enveloppes avaient acquis un épaississement anormal. En quelques minutes, l'opérateur atteignit une membrane luisante et de couleur bleuâtre que nous pensâmes être le sac ; une ponction très-légère , faite avec un bistouri fort acéré, produisit l'écoulement d'une gouttelette de sérosité limpide et changea notre présomption en certitude. Le sac, évidemment formé par la tunique vaginale, fut largement ouvert ; il en sortit une quantité de sérosité que j'évalue à cent vingt-cinq grammes et qui aurait pu faire croire à l'existence d'une hydrocèle ; au milieu de cette sérosité nageait une substance semi-liquide , d'apparence gélatineuse. Aussitôt l'intestin se vit à nu ; il était légèrement hypérémié par l'effet sans doute de la violente constriction qu'il avait subie.

Le débridement fut exécuté directement en haut avec le bistouri d'Astley Cooper ; l'opérateur détruisit quelques adhérences et l'intestin fut réduit sans obstacle. Alors nous aperçûmes distinctement un organe ovoïde, presque accolé à l'anneau, et qu'il nous fut facile de reconnaître pour le testicule.

Deux heures après, le malade rendit une selle abondante ; il n'eut plus qu'un seul vomissement. — Les jours suivans, quelques accidens se manifestèrent ; le pouls s'accéléra, le ventre se météorisa légèrement ; la langue se recouvrit d'un enduit épais et jaunâtre ; un instant nous redoutâmes la fièvre typhoïde ; mais la continuation des selles ne nous permit pas d'appréhender la péritonite. Huit grammes de magnésie blanche dissipèrent d'ailleurs ces épiphénomènes.

La guérison fut très-rapide, la plaie se cicatrisa promptement, et, vingt jours après cette brillante opération, Simon put reprendre ses travaux.

Aujourd'hui le testicule tend à regagner sa position normale par une progression très-lente ; nous avons conseillé au malade de conserver un bandage, afin que les viscères ne suivent pas la marche du testicule et ne se précipitent pas par l'ouverture dilatée.

Qu'il me soit permis de rendre hommage à la conduite généreuse et au dévouement de mes deux estimables confrères ! Ils n'auraient pas mis plus de zèle à me seconder auprès d'un malade qui eût pu dignement les récompenser de leurs soins !

Hernie crurale droite, marronnée ; opération pratiquée avec succès par M. Chaumet.

Pétronille Grandet, âgée de soixante-trois ans, portait à l'aine droite, depuis longues années, une tumeur molle, élastique, qui s'était toujours réduite assez facilement, mais qu'elle ne contenait qu'à l'aide d'un mauvais brayer. Au mois de septembre 1838, à la suite d'un effort sou-

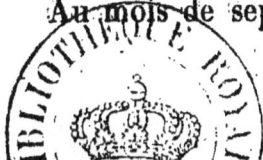

tenu que fit la malade, cette tumeur acquit une tuméfaction et une dureté inaccoutumées. Puis elle devint rouge, douloureuse, et ne put plus rentrer dans l'abdomem. Bientôt le hoquet, des coliques, des vomissemens de matière verdâtre annoncèrent que l'étranglement avait pris un redoutable caractère d'intensité. Je fus appelé vingt-quatre heures après les premiers phénomènes morbides. Vainement je pratiquai le taxis; des efforts de réduction dirigés de dedans en dehors et de bas en haut n'amenèrent aucun résultat. L'application des sangsues, les bains froids, la glace et tous les moyens usités en pareils cas, échouèrent complètement.

Dans la hernie crurale les accidens marchent quelquefois avec une effrayante rapidité. Le ballonnement du ventre, la régurgitation des matières excrémentielles, la petitesse du pouls, la prostration des forces, funestes indices d'un dénouement fatal, annonçaient qu'il fallait agir au plus tôt et recourir au moyen décisif.

M. le professeur Chaumet, que j'appelai en consultation auprès de la malade, reconnut comme moi la nécessité d'opérer immédiatement.

Les tégumens ayant été soulevés par un pli, M. Chaumet fit une incision oblique de haut en bas et de dehors en dedans. Cette incision ne fut pas trop prolongée inférieurement, afin d'éviter la saphène. Par une dissection habile il divisa tour à tour le *fascia superficialis*, un lacis de ganglions lymphatiques, des productions accidentelles, car la hernie était ancienne et les tissus étaient dégénérés; il eût été impossible de découvrir ici le *fascia propria*, décrit par A. Cooper. Ces couches épaisses de tissus morbides rendaient l'opération difficile; quelques-unes même avaient l'apparence du sac ou de l'intestin lui-même; mais la prudence de l'opérateur le mit à l'abri de toute méprise. Avec une aiguille exploratrice, dont la pointe était très-acérée, il avait le soin de pratiquer de légères ponctions et de s'assurer ainsi de quelle nature était le tissu qu'il allait inciser. Enfin, il arriva au sac; une large incision nous fit découvrir l'intestin; son apparence noire et livide nous inspira des inquiétudes pour le succès de l'opération. M. Chaumet débrida sur le ligament de Fallope obliquement en haut et en dehors.

Une heure après l'opération, le retour des selles et la cessation des vomissemens nous donnèrent la certitude que tout étranglement avait cessé et dissipèrent nos craintes. Aucun accident ne vint traverser la convalescence, et les fonctions digestives reprirent bientôt leur état normal. Seulement la plaie fut très-longue à se cicatriser ; les productions accidentelles qui recouvraient le sac avaient acquis, sans doute, une singulière tendance à dégénérer. Un énorme ganglion lymphatique pullula du fond de la plaie, il prit la forme d'un champignon ; j'en liai le pédicule, j'en fis l'excision, mais il se reproduisait sans cesse ; je ne pus l'extirper qu'à l'aide de cautérisations répétées. Au mois de février 1839, la plaie était cicatrisée et la hernie paraissait radicalement guérie.

Veut-on la preuve du danger qui accompagne la temporisation ? Qu'on médite le fait suivant : Une femme de soixante-seize ans, pauvre et dénuée de ressources, porte depuis long-temps une hernie crurale droite qui s'étrangle à la suite d'un effort violent. Un homme de l'art emploie vainement le taxis et tous les moyens qu'il juge propres à dilater l'anneau. — Trois jours entiers s'écoulent. — On m'appelle auprès de la malade que je refuse de voir en l'absence de son médecin. Celui-ci, quoiqu'on ait employé à son égard les procédés les plus honnêtes, se dit formalisé et se retire ; il saisit avec empressement ce prétexte pour laisser à d'autres la responsabilité ! Toutefois il eût été indigne de ne pas prodiguer à cette malheureuse tous les secours de l'art. Je cours chez Moulinié ; nous arrivons en voiture auprès de la malade. En la voyant il me dit : « Elle mourra positivement si on ne l'opère pas ;
» elle mourra probablement si on l'opère ; mais enfin
» quelque faible que soit la chance de salut, notre de-
» voir nous impose l'obligation de tenter le dernier moyen ;
» et n'est-ce pas d'ailleurs une honte de laisser mourir
» sans opération un malade atteint de hernie étranglée ? »

Un pli transversal étant fait à la peau, Moulinié le perce par sa base et le divise d'un trait, le tranchant du bistouri dirigé en haut ; avec une promptitude et une précision remarquables, il dissèque le *fascia transversalis* et les diverses couches fibro-celluleuses qu'il rencontre. Bientôt il arrive au sac, il l'ouvre, et l'intestin se déroule à nos yeux ; sa couleur noire et livide, son peu de cohésion et son état de mollesse indiquaient suffisamment qu'il était sphacélé. « C'est déplorable de trop compter sur le taxis, » s'écria Moulinié ; il est des cas dans lesquels la tempo- » risation est l'arrêt de mort du malade. »

Que de chirurgiens, à la place de Moulinié, craignant de voir leur réputation compromise, eussent reculé devant une semblable opération !

Un des plus terribles accidens de la kélotomie, c'est sans contredit la lésion des diverses anastomoses artérielles qui recouvrent les régions inguinale et crurale. Dans les dégénérescences épiploïques, par exemple, on est quelquefois obligé de dérouler l'épiploon et de lier un grand nombre d'artérioles, à mesure qu'on déplisse cette production adipeuse. Mais ce qu'on redoute le plus, c'est d'intéresser l'artère épigastrique. Ce grave accident est beaucoup plus rare depuis que Dupuytren et Scarpa ont posé en principe de débrider directement en haut dans les hernies inguinales. Avant que des recherches attentives et des expériences nombreuses eussent dévoilé à ces deux grands anatomistes la direction constante de l'artère épigastrique, les plus habiles ne débridaient qu'en tremblant, et un dénoûment fatal venait souvent terminer les opérations les mieux exécutées. Plusieurs même n'osaient porter l'instrument tranchant sur le cercle de constriction, et Thévenin et Leblanc avaient inventé un dilatateur à deux branches pour agrandir l'ouverture aponévrotique et lever l'étranglement ; quelques-uns se servaient, dans le même but, du crochet d'Arnaud. Aujourd'hui qu'on redoute moins la lésion des artères, on se sert de l'instrument tranchant. Pour éviter de léser le paquet intestinal et le péritoine, on a avantageusement modifié les bistouris ordinaires : on leur a donné une extrémité mousse, une direction concave. Le plus généralement employé est celui d'Astley Cooper ; cependant on peut le remplacer, même avec avantage. Pour les hernies crurales, Moulinié se servait du scalpel concave de Richter, et il débridait directement en bas, sur le ligament de Fallope ou de Gimbernat. Il donnait la préférence au bistouri de Richter « *à cause du petit volume de son extrémité boutonnée.* » Sanson employait, dans presque tous les cas, un bistouri droit boutonné.

M. Edward Péraire, de Bordeaux, a dernièrement imaginé un kélotome dans le but de rendre le débridement plus facile, lorsqu'on le pratique sur l'anneau inguinal. Cet instrument, qui a quelque analogie avec le lithotome simple de frère Côme, se compose de deux branches, dont la plus volumineuse est arrondie et supportée sur un manche ; elle est creusée dans toute sa longueur d'une coulisse qui reçoit une lame tranchante dans l'étendue de quatorze lignes : cette lame est mise en jeu par une tige (seconde branche), un ressort flexible appuyé sur le manche et une vis d'engrenage. *Dans l'épaisseur du manche se trouvent disposés des ressorts qui permettent d'agrandir ou de diminuer à volonté l'arc de cercle que décrit la lame de l'instrument, quand elle sort de la coulisse où elle est ordinairement engagée.* (Voir le *Bulletin Médical du Midi*, du 1er décembre 1839, où cet instrument est décrit avec beaucoup de précision et de clarté.)

Le kélotome de M. Péraire présente un immense avantage. Cet instrument permet à l'opérateur de mesurer avec exactitude l'incision de l'aponévrose. Lorsqu'on débride par la méthode ordinaire, la main n'est pas maîtresse du bistouri. Il peut facilement dévier sur la pulpe du doigt qui le soutient, et l'incision d'ailleurs est toujours relative à la force de résistance des tissus resserrés. Nous pensons que lorsque l'étranglement est très-prononcé et qu'il n'y a pas d'adhérences, le kélotome est préférable aux bistouris d'Astley Cooper et de Dupuytren.

Notre honorable collègue est également inventeur d'une sonde tranchante, à l'aide de laquelle ont peut diviser, *sans désemparer,* les couches fibro-celluleuses intermédiaires à la peau et à l'intestin. Comme l'indique son nom, cette sonde est armée d'une lame d'acier poli qui s'enchâsse dans son épaisseur, et qui s'adapte à son extrémité de manière à s'élever par une progression graduelle et insensible du sommet à la base, lorsqu'on fait mouvoir un ressort de pression. Dans ce mouvement de bascule, la lame forme avec le corps de la sonde un angle extrêmement obtus. Cet instrument offre plusieurs avantages : 1° il abrège singulièrement la durée de l'opération ; 2° la lame suit exactement la direction de la rainure de la sonde dont elle ne peut se séparer. Nous pensons toutefois qu'il faut l'introduire avec d'autant plus de ménagement, qu'il divise d'un trait et sans dédoler, qu'on ne doit intéresser à chaque incision que des lames fort minces de tissu fibro-celluleux, et que, dans quelques cas, il ne peut être avantageusement manié que par une main exercée.

Quoi qu'il en soit, le kélotome et la sonde tranchante sont des instrumens ingénieux ; l'application en est très-facile. M. Péraire a voulu simplifier l'opération, et il y a réussi ; nous regrettons seulement que la sonde ne présente pas une légère incurvation et que la lame tranchante du kélotome ne soit pas mousse ou surmontée d'une petite olive.

Remarquons bien qu'indépendamment de la lésion de l'artère épigastrique, ce qui constitue le danger de la kélotomie, c'est surtout la péritonite consécutive. Les malades livrés à eux-mêmes, chez lesquels la nature n'a pas séparé les parties mortifiées des parties saines, à l'aide d'un vaste abcès stercoral ou d'un anus contre nature, succombent aux progrès de l'inflammation du péritoine. La lésion même de l'anse intestinale n'a pas tous les inconvéniens qu'on a bien voulu lui attribuer, et la nature prévoyante établit des adhérences qui empêchent que les matières sécrétées ne s'épanchent dans l'abdomen. Aussi faut-il, après l'opération de la hernie, leur laisser une libre issue, une facile voie d'élimination, et doit-on en général proscrire la suture, excepté dans les cas de hernies récentes, où l'on veut obtenir la cure radicale au moyen du bouchon organisé.

Ce qui prouve que l'incision d'une portion d'intestin ne suffit pas pour déterminer la péritonite, c'est ce qui se passe à la suite des plaies pénétrantes de l'abdomen, faites avec un instrument tranchant. Lorsqu'aucun vaisseau profond n'a été divisé et que l'épanchement sanguin n'est pas abondant, elles guérissent en général avec assez de facilité, parce que l'intestin lésé était primitivement sain. Plusieurs faits tendent également à prouver que la division de l'anse intestinale ne se termine pas toujours par un anus contre-nature.

Il est donc essentiel de se pénétrer de cette vérité que la péritonite est bien plus souvent le résultat de la compression qu'a subie l'anse intestinale et de l'inflammation qui en a été la suite, que la conséquence de l'opération elle-même.

La première condition pour éviter la péritonite est donc de se décider à temps ; les autres conditions se rattachent à l'opération et à ses suites.

On a généralement l'habitude, surtout dans les hôpitaux, d'introduire les doigts dans la plaie pour constater si le débridement est complet, et de suivre même le trajet de l'intestin jusque dans l'abdomen. Chaque élève, chaque assistant procède en quelque sorte à son tour à cette espèce d'examen, et il est facile de comprendre combien sont graves les inconvéniens qui résultent de pareilles manœuvres. Non seulement on irrite le péritoine par le contact des doigts, mais encore l'introduction de l'air dans ces parties, ordinairement soustraites à son action, peut avoir les conséquences les plus funestes. Notre estimable collaborateur, M. Eugène Bermond, a démontré cette vérité dans un mémoire fort intéressant qu'il a lu à la Société royale de médecine. Il est également irrationnel de tirer au-dehors une trop grande portion d'intestin ; on peut ainsi prédisposer le malade à la péritonite. Sans doute il est utile d'examiner l'anse resserrée, et de la distendre même, pour produire l'écoulement des matières ; mais on doit y procéder avec ménagement et éviter une traction soutenue. Il y a des praticiens qui ont l'habitude au moindre soupçon de sphacèle de laisser séjourner l'intestin au dehors. Cette pratique est d'autant plus funeste qu'il est de prime abord extrêmement facile de confondre l'hypérémie mécanique et la contusion avec le sphacèle de l'intestin. Dans un cas douteux Moulinié préféra faire rentrer l'intestin de suite, *afin qu'il fût dans l'atmosphère la plus convenable à son retour vers l'état normal*; un prompt rétablissement vint confirmer la justesse de ce précepte.

On connaît toute l'influence d'une habitation sèche, d'un régime sévère, d'un repos physique et moral complet, pour prévenir une issue défavorable, et mon but n'est pas d'entrer dans de longs détails à ce sujet. Il est donc essentiel, après avoir préservé le péritoine des causes d'irritation que nous venons de signaler, de placer le malade dans les meilleures conditions hygiéniques. Ces conditions, il faut bien le dire, se trouvent rarement dans les hôpitaux.

Lorsqu'après la kélotomie les selles se suppriment tout d'un coup, que le ventre se ballonne, que les douleurs abdominales se réveillent, que la peau devient aride, etc., ce qui annonce une péritonite imminente, je crois qu'après avoir modérément usé des évacuations sanguines, si toutefois on les juge encore convenables, il est essentiel de recourir au calomel à dose laxative. Il ne faut pas en prescrire plus de quatre à six décigrammes, dans les vingt-quatre heures : autrement il agirait comme altérant et même comme perturbateur, et serait au moins inutile, s'il ne produisait pas d'accidens. Des faits assez nombreux me permettent d'établir que dans la péritonite le calomel à doses fractionnées possède une action spéciale. Mais cette influence avantageuse ne se manifeste ordinairement qu'après quelques évacuations. Est-il indifférent d'employer tout autre minoratif ? Beaucoup de praticiens répondront à cette question d'une manière affirmative; mais, pour mon compte, je ne le pense pas. En effet, le calomel purge si doucement et à si petite dose qu'il ne saurait fatiguer le tube digestif. Or, il est fort essentiel, dans la péritonite en général, de ne rien administrer qui puisse irriter l'estomac ou augmenter la distension et le volume de l'abdomen, comme le font les purgatifs huileux, ceux qui sont étendus de beaucoup d'eau, etc. Quant aux pilules qui purgent sous un petit volume, elles occasionnent trop d'irritation et sont d'ailleurs mal supportées par beaucoup de malades. Telles sont les raisons qui me portent à préférer le calomel; lorsqu'il ne détermine pas de selles, je l'associe ordinairement à une petite quantité de jalap.

Dans ces derniers temps on a beaucoup préconisé les frictions mercurielles à haute dose. Des faits nombreux déposent en faveur de ce moyen. Plusieurs fois, Moulinié l'a employé avec succès (*Bonheur en chirurgie*, pages cxxxj et cxlj) , et M. Venot a cité un cas fort grave dans lequel les frictions mercurielles produisirent une guérison inespérée.

III.

Mon honorable collègue et ami , M. B. Chabrely , dans un article où il rapporte deux cas de fistules lacrymales guéries sans opération (1), s'élève avec force contre la tendance trop marquée qu'ont les chirurgiens en général à se servir de l'instrument tranchant. (*Bulletin médical*, janvier 1843, page 180.)

Certes c'est une heureuse idée que de vouloir restreindre le domaine de la chirurgie. Les grands maîtres eux-mêmes en comprennent la nécessité , et sur ce point M. Chabrely est d'accord avec M. Lisfranc. Nous lisons, en effet, dans la *Gazette des Hôpitaux* du 28 mars 1843, le passage suivant:

« Si la chirurgie est brillante quand elle opère, elle l'est
» bien davantage encore lorsque, sans faire couler le
» sang, sans mutiler les malades, sans les exposer à per-
» dre la vie, elle en obtient la guérison. C'est à éviter
» des opérations sanglantes trop souvent terribles que
» nous nous sommes plus spécialement attaché : nos tra-
» vaux sur la fistule et la tumeur lacrymales, sur les ma-

---

(1) Je possède plusieurs cas de guérison de fistule lacrymale confirmée et de résolution de tumeurs lacrymales , par une méthode qui a quelque analogie avec celle de M. Chabrely , et que je me propose de publier plus tard. L'opération de la fistule lacrymale est presque toujours insuffisante ou inutile , si l'on n'a pas le soin de soustraire le malade aux causes qui tendent à reproduire l'inflammation et l'obstruction du canal nasal. Aussi n'est-il pas rare de voir s'opérer des rechûtes , après des opérations de fistule très-habilement pratiquées.

» ladies de l'utérus, sur les fractures compliquées, sur les
» plaies d'armes à feu , sur les engorgemens des articu-
» lations (tumeurs blanches) , sur les fistules des mem-
» bres , sur les tumeurs indurées des paupières , sur les
» engorgemens blancs en général et en particulier sur le
» squirrhe du sein, etc., viennent à l'appui de cette con-
» solante idée ; ils fournissent la preuve des résultats
» avantageux obtenus par l'alliance heureuse de la mé-
» decine et de la chirurgie , *encore trop négligée, même de*
» *nos jours.* » (*Considérations sur les hémorrhoïdes et sur*
leur traitement. --- Lisfranc.)

S'il est un cas dans lequel le praticien doive faire tous
ses efforts pour éviter l'opération et pour essayer de guérir par tous les moyens possibles, excepté l'instrument
tranchant, certes c'est dans la hernie. M. Amussat était
sans doute pénétré de cette idée , lorsqu'il voulait remplacer la kélotomie par le taxis forcé. Mais nous l'avons dit, le
moyen d'éviter l'opération, c'est de prévenir l'étranglement;
une fois qu'il est déclaré, il faut agir avec promptitude.

Qui le croirait ? On n'a même pas cherché à se préserver de la hernie ! On ne songe pas à s'entourer des précautions convenables pour se soustraire à une affection,
légère en apparence, mais qui peut avoir les plus terribles
conséquences en réalité ! Il est vrai que des efforts considé-
rables ne sont point nécessaires pour produire la hernie :
une légère pression des intestins , pourvu qu'elle soit soutenue, une simple distension des muscles abdominaux , suf-
fisent pour élargir le cercle aponévrotique et déterminer
cet accident. Ainsi , les joueurs d'instrumens à vent, les
déclamateurs, les verriers qui soufflent constamment au
travers d'un long tube , sont tout aussi exposés à cette
affection que les danseurs , les bateleurs , les portefaix , etc.

Ne pourrait-on pas confectionner , à l'usage des hommes de ces diverses professions, un bandage ou plutôt une
ceinture élastique qui aurait pour effet de comprimer
d'une manière graduelle et méthodique les régions inguinale et crurale? Je dis d'une manière graduelle, car il
faudrait éviter la compression saccadée et trop circons-
crite qui s'exerce au moyen des pelotes convexes qui gar-

nissent les brayers ordinaires. Je sais qu'il est quelquefois très-difficile de prévenir une hernie ; il est des hommes prédisposés chez lesquels un faux pas suffit pour la produire, mais on n'aura pas de peine à comprendre que cette ceinture préservative leur serait encore d'une incontestable utilité.

Aussitôt qu'une anse intestinale a vaincu la résistance aponévrotique et s'est fait issue au-dehors, il faut au plus tôt, par une pression modérée, la repousser dans l'abdomen et lui faire reprendre sa position normale. C'est le seul moyen de se préserver de l'étranglement et de se soustraire à ses suites fatales. Les personnes affectées de hernies devraient apprendre à pratiquer le taxis. En s'y prenant de suite, on éviterait les funestes effets de la compression qui détermine la stase du sang dans les vaisseaux ; ceux-ci s'engorgent, puis s'enflamment, et l'étranglement se manifeste.

Lorsqu'une fois le relâchement de l'aponévrose a permis à l'intestin de faire irruption au-dehors, c'est vainement qu'on se bornerait à en opérer la rentrée ; il tend sans cesse à s'échapper par l'anneau dilaté, et l'on s'exposerait à de graves accidens si l'on ne le maintenait réduit à l'aide d'une puissance mécanique. Le brayer est donc en général un excellent moyen pour prévenir l'étranglement.

Cependant il est peut-être fâcheux de voir les médecins, en général, ne conseiller aux malades affectés de hernie que l'application continue d'un bandage, et ceux-ci se reposer tranquillement sur l'efficacité de cet agent contentif. Combien de malheureux ont eu à déplorer de s'être bornés à cette simple médication ! Il est des cas, en effet, dans lesquels le bandage n'est pas seulement insuffisant, mais il est encore dangereux.

D'abord il n'oblitère que très-imparfaitement le canal crural ; la direction flexueuse et profonde de cette ouverture ne permet pas à une pelote, quelque convexe qu'en soit la forme, de contenir une portion d'intestin, en quelque sorte flottante et qui tend sans cesse à faire issue au-dehors. Ensuite, son application finit, après un long usage, par affaiblir la force de résistance des fibres aponévrotiques et des muscles abdominaux ; en sorte qu'il prédispose à contracter de nouvelles hernies, ou bien, si le malade a le malheur de s'en débarrasser un instant ou de faire un effort soutenu, une plus grande portion d'intestin se précipite et l'étranglement devient imminent. Il est vrai que le brayer s'accommode beaucoup mieux à la conformation du canal inguinal, mais encore ici n'est-il pas toujours suffisant : car les herniesinguinales anciennes tendent toujours à augmenter de volume; elles ne peuvent plus être contenues, ou bien elles glissetn, comme je l'ai vu souvent chez les vieillards, sous la pelote, et la compression qu'exerce à son tour celle-ci, est une nouvellecause d'étranglement. Dans quelques cas, au contraire, le brayer resserre les ouvertures aponévrotiques ou le sac herniaire; mais alors, si l'intestin fait issue, avec quelle facilité ne s'étrangle-t-il pas?

Certes, je ne conteste pas l'immense service que rend constamment l'usage du brayer, surtout aux hommes de peine; mais on ne doit le regarder que comme un bon moyen palliatif; il ne suffit même pas toujours pour garantir de l'étranglement. Quant à ses effets curatifs, ils sont nuls.

Est-il rationnel de renoncer à la cure radicale des hernies? Est-il prudent de ne rien faire pour guérir une affection qui peut d'un moment à l'autre déterminer une fin tragique? Si quelques hommes de mérite se sont isolément efforcés, dans ces derniers temps, de rajeunir d'anciennes méthodes et de mettre en pratique les sages préceptes d'Ambroise Paré, a-t-on suivi leur exemple, les a-t-on même encouragés dans leur entreprise? Je n'ai jamais vu dans notre province un seul praticien essayer par les moyens naturels la cure radicale d'une hernie; à Paris même, où l'on se vante d'avoir conservé toutes les bonnes traditions chirurgicales, je ne me rappelle pas avoir eu l'occasion d'observer un traitement de ce genre. Cependant, cette question est d'une haute importance, elle est digne de toute l'attention des médecins; et s'il est vrai que l'on perde plus de la moitié des malades opérés, en vérité l'opération n'est pas le meilleur moyen curatif, et l'on devrait à tout prix en découvrir un autre!

Pourquoi ne pas recommencer de nouvelles expériences

sur la cure radicale ? Quand elles ne serviraient qu'à éclair-
cir ce point fort essentiel de la thérapeutique, quand
on ne guérirait ainsi qu'un très-petit nombre d'indi-
vidus voués à une mort certaine par un prochain étranglement, on aurait encore rendu un grand service à
l'humanité ! mais on obtiendrait peut-être de meilleurs résultats, peut-être de nouvelles recherches seraient-elles
couronnées d'un succès plus certain. Le témoignage d'Ambroise Paré, de Fabrice de Hilden, d'Arnaud de Ronsil,
de M. Ravin, de M. Beaumont de Lyon, de M. Desplats,
de Sanson, etc., est-il donc à dédaigner, et l'opinion de
tels hommes ne doit-elle pas être prise en considération ?

Certes, il ne s'agit pas ici de revenir sur la suture et le
point doré, méthodes surannées et justement vouées à
l'oubli ; il ne s'agit pas non plus de réhabiliter la compression jusqu'à gangrène des enveloppes, l'excision complète
du sac, la cautérisation de son col, la scarification, etc.;
mais il ne faut pas non plus que les recherches faites jusqu'à
ce jour passent inaperçues ; il ne faut pas surtout que la belle
expérience de M. Jameson et que l'ingénieuse idée de
M. Belmas soient à jamais perdues pour la science !

Depuis bien long-temps on a reconnu les bons effets des topiques, de la compression légère et de la position réunis, et
Ambroise Paré a, le premier, préconisé cette méthode mixte.

D'un côté, l'éloignement des médecins pour les moyens
qui n'agissent qu'avec lenteur ; de l'autre, il faut bien
le dire, l'insouciance et l'indocilité des malades ont fait
abandonner ce traitement naturel ; toutefois il est temps
qu'on y revienne. A l'aide de la position, de lotions alumi-
neuses, à l'aide de la compression avec des sachets opiacés,
astringens et ammoniacaux, MM. Ravin, Beaumont et
Desplats ont obtenu les plus heureux succès ; on a aussi
employé avec avantage les emplâtres fondans et les frictions
mercurielles.

Dernièrement M. Simon a préconisé l'osmonde royale
et la décoction de cyprès, et le docteur Heindenrick rapporte cinquante observations de hernies simples qu'il a
radicalement guéries par cette méthode. De plus, M. Heindenrick applique des compresses imbibées d'une décoction

de tormentille, de noix de galle, de calamus aromaticus, à laquelle on ajoute de l'alcool. « *L'emploi de ce topique* » *astringent*, dit M. Bouchardat dans son excellent *Annuaire* » *de 1843, peut revendiquer une bonne part des guérisons* » *attribuées à l'osmonde royale* » (page 225).

Comme M. Bouchardat, je ne crois guère à l'efficacité de l'osmonde royale ; mais un fait qui ne doit pas passer inaperçu dans la médication des partisans de la méthode mixte, c'est le séjour prolongé au lit qu'ils font subir à leurs malades. Pour moi, je crois que c'est le plus efficace de tous leurs moyens. Lorsqu'on y ajoute l'influence des topiques astringens, on doit obtenir un véritable succès. Il est facile d'expliquer les bons effets de la position horizontale. Si l'on tient les muscles abdominaux dans un relâchement continuel et qu'on empêche la pression des intestins, il est clair que les parties déplacées tendront à reprendre la position qui leur est assignée par la nature et surtout que les anneaux dilatés se resserreront peu à peu.

Le repos au lit est un moyen si puissant qu'Arnaud de Ronsil a guéri de cette manière des hernies irréductibles, et qu'il a prétendu qu'aucune n'était incurable. Fabrice de Hilden rapporte l'observation d'un vieillard atteint depuis vingt ans d'une oschéocèle irréductible, et qui, s'étant alité pendant six mois pour une autre maladie, se leva guéri de cette double affection. Je pourrais citer le cas à peu près semblable d'un homme de trente ans qui, après un repos complet de trois mois exigé par une fièvre typhoïde, se trouva guéri d'une hernie qu'il portait depuis dix ans. Dira-t-on, après de semblables faits, que Zimmermann fut sage lorsqu'il se fit opérer d'une hernie simplement irréductible et non point étranglée, opération qui, malgré toute l'habileté de Schmucker, faillit lui coûter la vie ?

Mais ce sont pour la plupart des hommes du peuple, des ouvriers dont le travail soutient une nombreuse famille, qui sont atteints de cette affection. Ce traitement n'est-il pas pour eux impraticable ?

Pourquoi ne pas ouvrir dans les hôpitaux un asile aux malheureux affectés de hernie ? Si l'on ne prend pas cette détermination, jamais on ne fera sur la cure radicale d'expériences concluantes. Il est vrai que l'homme est d'une insouciance déplorable pour tout ce qui concerne sa santé ; beaucoup ne voudraient pas comprendre que tant qu'ils n'éprouvent pas de symptômes graves, tant que leurs forces ne sont pas épuisées, ou que la douleur ne les a pas anéantis, il est utile pour eux de garder le repos au lit. Toutefois, aujourd'hui que l'éducation a pénétré dans les masses et qu'elle commence à les éclairer, il ne serait peut-être pas impossible de vaincre sur ce point la résistance de ces sortes de malades, et d'atteindre ainsi un but doublement utile à la science et à l'humanité.

Mais beaucoup de praticiens regarderaient comme insuffisans les topiques, les agens compressifs et le repos en supination ; d'un autre côté, la lenteur de cette médication la rendrait presque impraticable. Ce ne serait pas encore un motif pour renoncer à la cure radicale. On pourrait tenter une nouvelle série d'expériences sur l'incision des enveloppes de la hernie ou du sac lui-même. Nous ne pensons pas que la péritonite puisse en être la conséquence, et nous avons établi dans le cours de ce travail que, de toutes les complications, la péritonite était la plus funeste et la plus redoutable. Il est vrai que les tentatives de J.-L. Petit n'ont pas été heureuses ; mais il faut avouer que ce grand chirurgien n'expérimenta que sur un petit nombre de malades, et qu'on pourrait avec avantage modifier le procédé dont il se servit.

Dans ces derniers temps, M. Jameson, de Baltimore, et M. Belmas ont imaginé, pour la guérison radicale des hernies, deux méthodes qui n'ont peut-être pas assez fixé l'attention des praticiens, et dont la science n'a pas tiré tout le parti possible. La première de ces méthodes consiste à découvrir l'anneau, à tailler aux dépens des tégumens voisins, un lambeau pyramidal, à l'introduire dans l'anneau, et à le fixer en réunissant la plaie par des points de suture. La seconde consiste à introduire dans la cavité du sac, au moyen d'une canule courbe et pointue, une poche en baudruche vide et qu'on remplit d'air. Il est prouvé que ce corps étranger provoque la sécrétion d'une lymphe plastique qui pénètre dans la cavité du sac, s'organise et se transforme en inodule. M. le professeur Gerdy a modifié le procédé de M. Jameson ; il fixe la peau à l'anneau inguinal par des points de suture , et M. Wutzer a inventé, pour y parvenir d'une manière plus simple, un instrument qu'il appelle *kelekleison*.

Quoique les expériences tentées par M. Belmas n'aient pas constamment réussi, son procédé est très-ingénieux et doit nécessairement trouver son application dans quelques cas. Mais serait-il donc impossible de déterminer l'inflammation adhésive du sac par des moyens moins compliqués ? Ne pourrait-on pas essayer, par exemple , après avoir opéré le taxis, d'introduire dans la cavité séreuse, à l'aide d'une simple ponction , une mèche qu'on ne laisserait que quelques heures ? Un fait cité par M. Belmas semble autoriser cette opinion. Une malade ne voulut pas supporter la baudruche qui fut retirée après quelques heures de séjour seulement , et qui n'eut pas le temps de provoquer la formation du noyau organique ; la cure radicale ne s'en opéra pas moins parfaitement. La baudruche ne fit-elle pas ici l'office d'un séton ?

Toutes les fois qu'on est réduit à pratiquer l'opération de la hernie , on devrait , à moins de complications particulières , essayer la cure radicale. Garengeot conseille d'introduire dans l'anneau le sac ou ses débris, et d'en former une sorte de bouchon organisé qui s'opposerait à la rechute. En général , il faut bien le dire ; les praticiens se préoccupent peu de la récidive et ne suivent que bien rarement le conseil de Garengeot.

PAUL DE MIGNOT, D.-M.-P.

Bordeaux, le 26 avril 1843.

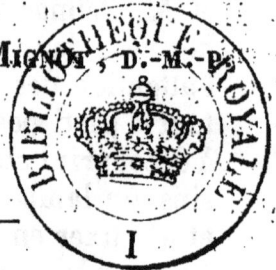